DES INDICATIONS

DU

TRAITEMENT HYDRO-MINÉRAL

DANS LES

MALADIES ORGANIQUES CÉRÉBRO-SPINALES

Par Vincent TRABY

DOCTEUR EN MÉDECINE

Ex-Interne de l'Hôpital civil d'Oran.

> « Le médecin des eaux doit être le prêtre du
> temple ; il est là pour éclairer les malades, les
> diriger par une bonne méthode et rectifier les
> idées ou les préjugés qu'ils pourraient y apporter. »
>
> ALIBERT.

~~~~~~~

MONTPELLIER

TYPOGRAPHIE ET LITHOGRAPHIE BOEHM ET FILS

ÉDITEURS DU MONTPELLIER MÉDICAL, DE LA REVUE DES SCIENCES NATURELLES,
IMPRIMEURS DE LA GAZETTE HEBDOMADAIRE DES SCIENCES MÉDICALES

1884.

DES INDICATIONS

DU

TRAITEMENT HYDRO-MINÉRAL

DANS LES

MALADIES ORGANIQUES CÉRÉBRO-SPINALES

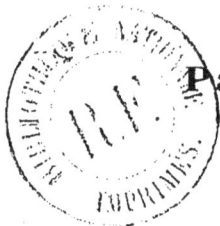

Par Vincent TRABY

DOCTEUR EN MÉDECINE

Ex-Interne de l'Hôpital civil d'Oran.

« Le médecin des eaux doit être le prêtre du
temple ; il est là pour éclairer les malades, les
diriger par une bonne méthode et rectifier les
idées ou les préjugés qu'ils pourraient y apporter. »

ALIBERT.

MONTPELLIER

TYPOGRAPHIE ET LITHOGRAPHIE BOEHM ET FILS

ÉDITEURS DU MONTPELLIER MÉDICAL, DE LA REVUE DES SCIENCES NATURELLES,
IMPRIMEURS DE LA GAZETTE HEBDOMADAIRE DES SCIENCES MÉDICALES

1884.

A MON PÈRE ET A MA MÈRE

Humble témoignage de reconnaissance.

A MES FRÈRES

A MA SŒUR

A MON NEVEU

V. TRABY.

A Monsieur le Docteur PIGLOWSKI

Médecin Inspecteur des Thermes du Vernet.

A MON PRÉSIDENT DE THÈSE

Monsieur le Professeur CASTAN

A MES AMIS

Aussenac, Batlle, Cruells, Durand, Griffe, Lapeyre, Nicolau, Raybaud

V. TRABY.

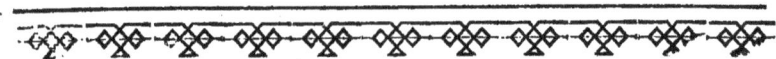

DES INDICATIONS

DU

TRAITEMENT HYDRO-MINÉRAL

DANS LES

MALADIES ORGANIQUES CÉRÉBRO-SPINALES

~~~~~~~

EXPOSITION DU SUJET.

De toutes les maladies, il n'en est certainement pas de plus tenaces et de plus rebelles aux traitements les mieux employés que les affections du système cérébro-spinal. Débutant ordinairement par des phénomènes d'acuité, elles passent, lorsqu'elles n'entraînent pas la mort d'emblée, à l'état chronique, frappent d'irrémédiables infirmités ceux qu'elles atteignent, et, par une marche progressivement envahissante, aboutissent au dénouement fatal, laissant le médecin découragé par son impuissance et l'inutilité de ses efforts. Et cependant il n'y a pas pénurie de médicaments, la matière médicale abonde même en agents thérapeutiques qui ont eu leurs moments de vogue. Quelles préparations n'a-t-on pas tour à tour imaginées et administrées contre l'ataxie locomotrice ? Le nitrate d'argent, le phosphore, l'électricité, l'hydrothérapie et les révulsifs sous leurs diverses formes, se sont disputé sans pouvoir l'obtenir, malgré l'effort de leurs inventeurs, le rôle de spécifique dans cette sclérose spinale. Ce qui a été tenté pour le tabes dorsal l'a été à des degrés divers dans les autres formes de maladies organiques cérébro-spinales, mais toujours aussi vainement.

Il se trouve néanmoins, à côté de ces médicaments, dont l'impuissance est notoire, un agent thérapeutique actif produisant souvent des effets curateurs sérieux. Je veux parler du traitement hydro-minéral. Deux années d'internat à l'hôpital civil d'Oran nous ont fourni fréquemment l'occasion d'apprécier les bons effets de ce traitement. Les malades de cet hôpital sont envoyés aux Bains-de-la-Reine, près de Mers-el-Kébir. Les eaux de cette station sont chlorurées sodiques. Ici même, pendant notre scolarité, nous avons pu voir et suivre, dans le service de M. Hamelin à l'Hôpital-Général, des vieillards cérébraux ou médullaires traités par ce moyen. Leur état s'améliorait souvent, restait d'autres fois stationnaire, enfin s'aggravait dans quelques cas. L'activité de ce traitement et la variabilité de ses effets, suivant les cas, nous ont toujours frappé. Il nous a paru qu'il serait intéressant de rechercher, dans la faible mesure de nos forces, quels sont les cas spécialement justiciables de ce mode thérapeutique, quelles circonstances le rendent efficace, nuisible ou sans effet. En un mot, essayer de poser les indications et contre-indications du traitement hydro-minéral dans les affections du système cérébro-spinal est la tâche que nous nous sommes imposée comme sujet de notre Thèse inaugurale. Ce travail sera fait, nous tenons à le dire ici, avec les seuls enseignements de la Clinique. Nous ne prétendons pas avoir rien fait d'original : nous apportons simplement le fruit de nos observations et les réflexions qu'elles nous ont suggérées. Puissent ces faibles efforts plaire à nos Juges et nous valoir leur bienveillance !

DIVISION DU SUJET.

CHAPITRE PREMIER. — Aperçu historique.

CHAPITRE II. — Nature et thermalité des eaux minérales les plus employées.—Mode d'action physiologique et thérapeutique.

CHAPITRE III. — Marche générale des affections organiques cérébro-spinales. — Caractère dominant.

CHAPITRE IV. — Exposition et discussion des indications et contre-indications du traitement hydro-minéral dans les maladies organiques cérébro-spinales.

CHAPITRE V. — Observations.

CHAPITRE VI. — Conclusions.

CHAPITRE PREMIER.

Aperçu historique.

L'application méthodique et raisonnée des eaux minérales à la thérapeutique des maladies cérébro-spinales appartient tout spécialement à notre époque. C'est la connaissance plus approfondie de ces agents, résultant d'analyses chimiques précises, et surtout la détermination exacte de la nature du processus morbide qui tient sous sa dépendance l'expression phénoménale de ces maladies, qui devaient servir et ont en effet servi de base rationnelle au traitement de ces affections, en transformant les errements anciens, où le tâtonnement, l'hypothèse et l'empirisme dominaient.

Ce n'est pas que les grands principes de l'hydrothérapie et l'usage de l'eau dans les maladies ne fussent connus dès la plus haute antiquité. Ce sujet est traité par Hippocrate dans le livre *De Veteri Medicind* avec assez de talent pour que Floyer [1] et M. le professeur Boyer [2] aient pu le regarder comme le véritable inaugurateur de ce mode de traitement.

A Rome, on usait des bains avec profusion. Il existait des établissements thermaux luxueusement installés. Mais ils étaient surtout affectés à des soins hygiéniques et à la satisfaction de cette soif de jouissance qui caractérisait les Romains de la décadence. Et si Galien, dans ses œuvres, divise les médecins partisans de l'emploi médical de l'eau en *psychrophiles* et *thermophiles*, il faut évidemment admettre que ces moyens étaient employés; dans quelles maladies et avec quelle opportunité? il est impossible de le dire. Ce qu'il y a de certain, c'est que, ni chez les Grecs ni

[1] Traité de l'eau froide et de son action.
[2] Étude historique sur l'hydrothérapie, 1843.

chez les Romains, on ne trouve la mention de l'application de ces moyens spécialement dans les maladies qui nous occupent.

Chez les Arabes et pendant tout le moyen-âge, les bains s'emploient aussi, mais avec le même empirisme que précédemment.

Au xvᵉ siècle, les eaux minérales sont très usitées ; Rabelais les vante et Rondelet affirme en avoir obtenu des succès considérables. C'est dans les états chroniques qu'elles sont employées, et probablement, à ce titre, dans la plupart des paralysies ; mais avec quelle incurie et quelle ignorance des indications ! Témoin ce que rapporte Astruc dans ses Mémoires pour l'histoire de la province du Languedoc, au sujet des pratiques alors en usage à Balaruc. D'après cet auteur, le traitement des malades y était irrationnel, éclairé par nulle indication et administré avec une barbarie qui révolte. On le voit, toute cette première phase de l'histoire des eaux minérales se caractérise par l'ignorance qu'ont les médecins des propriétés de ces eaux et de la convenance de leur emploi. C'est l'empirisme aveugle qui domine.

Dès le xviiiᵉ siècle, s'ouvre une nouvelle période, féconde en travaux hydrologiques de toute sorte. Les chimistes se mettent à l'œuvre, analysent les eaux, déterminent leurs principes dominants. On en déduit par analogie leurs propriétés probables. La technique balnéo-thérapique se perfectionne. De leur côté, les médecins ne restent pas inactifs ; ils étudient aussi, recueillent des observations, publient des Mémoires. La connaissance plus parfaite des maladies, de leur nature, de leur mode d'évolution, rend les indications plus nettes et plus précises ; et, au point de vue spécial qui nous occupe, les maladies du système nerveux se transforment, se modifient profondément. Dans ce cadre aussi élargi, des formes morbides se créent de toutes pièces, l'anatomie pathologique se perfectionne et la découverte des localisations cérébrales vient couronner le progrès accompli dans cette branche de la pathologie. La thérapeutique de ces maladies marche parallèlement, et leurs diverses indications, surtout celles du traitement hydro-minéral, se posent avec netteté. Au point où nous sommes arrivé, le traitement thermal n'a plus rien d'hypothétique ou de hasardé ; il est dirigé par des notions scientifiques et rendu fécond par l'expérience.

A cette période, dans notre siècle, se rattachent, à des titres divers, les noms de Anglada, Durand-Fardel, Le Bret, auteurs de Traités hydrologiques estimés ; ceux de MM. les professeurs Charcot, Fonssagrives, Grasset, qui ont plus spécialement préconisé les eaux minérales contre les affections cérébro-spinales chroniques.

Nous ne pouvions terminer cet aperçu historique sans citer quelques médecins de Montpellier qui ont écrit tout récemment sur la question. Ce sont MM. les Drs Crouzet et Planche, médecins-inspecteurs à Balaruc ; M. Brousse, chef de clinique à la Faculté, et M. Belugou, médecin-inspecteur des eaux de Lamalou.

INDEX BIBLIOGRAPHIQUE.

De balneis omnia quæ extant apud Græcos, Latinos et Arabos (Venetiis, 1553). — Recherches sur l'action thérapeutique des eaux minérales (Marchant, 1832). — Du véritable mode d'action des eaux de la mer, des eaux thermo-minérales, etc., etc. (Dauvergne, 1853). — Études médicales et statistiques sur les principales sources de France (Herpin, 1856). — Traité général pratique des eaux minérales (Pétrequin et Socquet, 1859). — Dictionnaire général des eaux minérales et d'hydrologie médicale (Durand-Fardel, Le Bret, Lefort et François, 2 vol.) — Traité pratique des eaux minérales (Durand-Fardel, 1862). — Traité des eaux minérales et des établissements thermaux du département des Pyrénées-Orientales (Anglada, 2 vol., 1833). — Balaruc-les-Bains au point de vue de ses indications thérapeutiques (Dr Planche, 1881).

CHAPITRE II.

§ I.

Nous ne nous attarderons pas à donner la description des diverses stations thermales, ni l'analyse détaillée de leurs principes constituants. On trouve ces notions dans tous les Traités d'hydrologie, et ce n'est d'ailleurs pour nous qu'une question très secondaire. Notre étude ressortissant surtout de la Clinique, nous nous contenterons simplement de mettre en relief les propriétés fondamentales d'où dérive l'efficacité de ces eaux dans le traitement des affections organiques du système nerveux.

Les eaux minérales préconisées dans ce traitement sont surtout chlorurées sodiques ou calciques et sulfureuses.

Les premières se subdivisent en chlorurées sodiques fortes, telles que Balaruc, Bourbonne-les-Bains, Bourbon-l'Archambault, Lamotte, Wiesbaden ; et en chlorurées sodiques faibles, telles que Néris, Luxeuil, Bourbon-Lancy, Wildbad.

A côté de ce groupe, doit trouver place Lamalou. Ces eaux seraient acidules ferrugineuses d'après M. le professeur Dupré, alcalines pour Privat. Quoi qu'il en soit de ces divergences, leur efficacité est incontestable, et nombre de médecins n'hésitent pas à les préférer aux précédentes.

Les eaux sulfureuses sont beaucoup moins employées. Elles sont cependant utiles et ont à leur actif des succès. Dans cette classe se trouvent toutes les eaux de la région pyrénéenne. Du nombre de celles-ci est le Vernet, petite ville située au pied du Canigou, dans un site très pittoresque. Elle possède des eaux d'une importance considérable, ne le cédant en rien à leurs voisines. La température moyenne de 12° pendant les trois derniers mois de l'année en fait une station hivernale. Les établissements thermaux, et principalement ceux qui ont été construits dans ces dernières années, y sont très bien aménagés pour l'utilité du traitement et la commodité des baigneurs. C'est une station trop négligée. Étant né dans les environs, nous avons appris à apprécier ces eaux. A ce titre, on nous pardonnera la mention spéciale dont nous les faisons l'objet.

Voici des tableaux où se trouvent consignées les températures et la richesse minérale des eaux ci-dessus mentionnées.

EAUX CHLORURÉES SODIQUES.

Stations.	Température.	Quantité de sels.
Balaruc	40° à 50°	10 gram.
Bourbonne	50°	7^{gr},50
Bourbon-l'Archambault	52°	2^{gr},41
Lamotte	60°	7
Luxeuil	19° à 56°	1
Bourbon-Lancy	28° à 56°	2^{gr},27
Wiesbaden	68°	5
Bains-de-la-Reine	42°	6^{gr},50

EAUX SULFUREUSES.

Ax	21° à 77°
Olette	45° à 70°
Amélie-les-Bains	26° à 62°
Vernet-les-Bains	33° à 56°

EAUX BICARBONATÉES, SODIQUES ET CALCIQUES.

Lamalou	24° à 34°

Ce qui frappe dans ces eaux, c'est leur haute thermalité et leur richesse minérale. Quoique différentes de nature, ce trait com-

mun les caractérise et les rapproche en un groupe très naturel.
La constatation de ce fait est de la plus haute importance ; nous
tenons à le mettre en évidence, car à cette propriété dominante
doit être rattachée la majeure partie des effets thérapeutiques.

Pour nous, au point de vue spécial où nous nous plaçons dans
le traitement des maladies organiques du système nerveux, toutes
ces eaux se ressemblent, leurs effets sont identiques, à l'intensité près. Qu'elles soient chlorurées ou sulfureuses, elles agissent
surtout par leurs sels et leur haute thermalité. C'est l'opinion de
Le Bret, Durand-Fardel et des divers auteurs qui se sont occupés
de cette question.

Ces qualités donnent à ces eaux une redoutable énergie. Aussi
conçoit-on qu'entre des mains inexpérimentées elles peuvent
devenir dangereuses. La connaissance exacte de leur mode d'action est indispensable au praticien ; elle éclaire les indications et
régularise le traitement.

Nous allons consacrer le paragraphe suivant à cette étude. Les
eaux de Balaruc nous serviront de type à cette description.

§ II.

Les eaux minérales chlorurées sodiques agissent surtout par
leur température et leurs principes minéralisateurs. Nous étudierons successivement leurs effets sur la peau, le tube digestif, la
circulation, les reins, sur l'organisme entier. Des effets physiologiques nous déduirons l'action thérapeutique.

Le revêtement cutané constitue le système le plus étendu de
l'économie. Là se trouvent des expansions nerveuses, un riche
réseau capillaire et des glandes nombreuses. L'eau thermale,
appliquée sur la peau, agit en même temps sur toutes ces parties.
Les effets produits sont connexes et liés à l'excitation du système
nerveux. Mais, pour les étudier avec précision, il est nécessaire
de les dissocier. Les nerfs cutanés, excités, réagissent sur les vaso-

moteurs. Ceux-ci, après cette phase d'excitation, ne tardent pas à se paralyser, laissant ainsi les vaisseaux se dilater passivement. La peau, dans le point qui a été le siège du contact de l'eau chaude, devient rouge, turgescente, et l'appareil glandulaire, gorgé de sang, sécrète avec abondance. C'est, en somme, une fluxion qui s'établit vers le point excité. On aura ainsi révulsion ou dérivation si l'action est localisée, et celle-ci variera en intensité, suivant la température, la richesse minéralisatrice et la durée du bain.

Sur l'appareil digestif, le mécanisme d'action est le même. Il y a fluxion vers la muqueuse intestinale et l'action purgative se manifeste. Mais ici ce sont surtout les principes minéralisateurs qui ont la prépondérance d'action. Ses chlorures ou bromures agissent à la façon des purgatifs salins.

Cependant ces phénomènes ne s'accomplissent pas sans que la circulation soit intéressée. Par suite de l'action générale excitante de ces eaux, celle-ci s'accélère, le pouls devient plein, fréquent, et même une légère fièvre peut s'allumer. Cette suractivité circulatoire augmente la nutrition, mais elle peut devenir la source d'accidents sérieux. L'hémorrhagie peut succéder à cet éréthisme circulatoire.

Comme conséquence de cet état du système sanguin, il y a hypersécrétion urinaire. Peut-être les sels ont-ils aussi une action diurétique directe, ainsi que le pensent les D^{rs} Le Bret, Crouzet et Planche.

Enfin, résultant de ces actions particulières, survient l'effet général sur l'organisme, caractérisé par une suractivité de la nutrition dans toutes les parties du corps. C'est une excitation générale.

Toutes ces actions, que nous venons d'étudier avec détail, peuvent se réduire, au point de vue thérapeutique, en phénomènes de fluxion, purgation et excitation. Cette résultante des effets physiologiques des eaux thermales serait sans intérêt pour nous s'il était impossible au médecin de les provoquer à volonté. Heureusement il n'en est pas ainsi. On peut varier les divers modes d'administration, les combiner de tant de sortes qu'il nous est possible de faire naître, au gré de notre désir, l'un ou l'autre des effets sus-mentionnés. C'est là ce qui fait l'efficacité de cette médication en même temps que la force du médecin. Nous pourrons révulser, dériver, purger, exciter à notre guise ; cela dépendra du mode de traitement. Nous pouvons en effet faire ressentir à l'organisme les effets de la médication thermale, par les boissons, les bains, les douches. Et dans ces modes thérapeutiques, il y a des degrés, sorte de gamme que le médecin doit connaître.

Les boissons agissent surtout en purgeant, mais l'effet évacuant peut être modéré ou énergique. C'est une question de dose.

Les bains peuvent être généraux ou locaux, et les effets varient dans les deux cas. Dans le premier, ils sont surtout excitants; dans le second, dérivatifs et révulsifs.

Les douches joignent aux avantages précédents celui d'une énergie excessive, en combinant la percussion aux autres éléments de thermalité et de minéralisation.

Chacun de ces divers modes de traitement est accompagné d'une excitation considérable dont les degrés varient, mais qui ne manque jamais. Nous l'avons vue se manifester dans chacune des actions élémentaires en lesquelles nous avons divisé l'étude des effets physiologiques des eaux minérales. Cette action est dominante, générale, constante et devient facilement excessive. C'est elle qui caractérise ce groupe et commande les indications. Le médecin doit bien se convaincre qu'en envoyant des malades à ces thermes, il use d'un moyen excitant par excellence. Qu'adviendrait-il en effet si, méconnaissant ces propriétés capitales, on usait de ce traitement envers un vieillard malade, sujet aux congestions céphaliques ou ayant déjà eu des phénomènes cérébraux récents? L'aggravation serait infaillible et l'on verrait éclater, sous l'influence stimulante des eaux, des accidents qu'on aurait pu prévenir. Deux de nos Observations sont très instructives à cet égard (ii-iv). Elles ont trait à des malades prématurément envoyés à Balaruc, alors que les phénomènes congestifs existaient encore du côté du cerveau. L'aggravation a été immédiate. Dans les autres cas que nous relatons, au contraire, les eaux ont eu une heureuse influence, parce qu'ici la maladie datait de loin; l'organisme était frappé de torpeur, il fallait une excitation énergique pour le secouer. Les eaux ont eu ce bon effet et elles ont agi proportionnellement à leur intensité. Ces faits établissent très bien, à notre sens, les indications générales des eaux chlorurées sodiques. Redoutables et ne devant pas être employées lorsqu'il existe encore des phénomènes d'excitation, elles seront utiles, indispensables même, lorsqu'il s'agira de secouer fortement l'organisme et de réveiller le mouvement dans un membre paralysé. Cette connaissance de la convenance dominante des eaux employées dans les maladies organiques du système nerveux est très utile au but que nous poursuivons. Poser en effet les indications du traitement dans une maladie donnée suppose connus, et le mode d'action du moyen et la nature de la maladie. De ce problème difficile, la première partie est résolue. Nous avons affaire à un agent d'une énergie excessive. Excitation considérable, voilà la caractéristique dominante. Cette conclusion est, on en conviendra, un acheminement vers le but que nous nous sommes proposé.

Dans le prochain chapitre, nous passerons en revue les principales affections organiques du système cérébro-spinal, en mettant en relief leurs caractères principaux. Cette deuxième étude nous donnera la solution de l'autre partie du problème. Nous nous trouverons dès lors en mesure de pouvoir conclure, c'est-à-dire poser et discuter les indications du traitement hydro-minéral.

Avant de clore ce chapitre, il nous paraît utile d'exposer l'opinion d'un thérapeute éminent, au sujet de l'action intime des eaux chlorurées sodiques spécialement. Nous leur faisons jouer, nous, un rôle purement mécanique. La perturbation portée dans l'organisme l'excite, réveille sa vitalité et le met à même de réagir contre certaines lésions. Il n'y a là rien de spécifique, et il ne nous répugnerait nullement d'admettre que tout autre moyen aussi actif et agissant d'une manière aussi générale ne pût provoquer les mêmes effets, et cela dans toutes les maladies organiques cérébro-spinales. Tel ne paraît pas être l'avis de M. le professeur Fonssagrives. Il reconnaît aux chlorures une action spécifique sur la sclérose spinale. Ils mettraient un terme aux proliférations conjonctives et feraient résorber même les néoformations déjà existantes. Nous avons une trop haute estime pour le talent d'observation de notre ancien professeur de thérapeutique, pour essayer de réfuter son opinion. Mais n'est-elle pas excessive, et ne s'en est-il pas laissé imposer par quelque heureuse coïncidence ? Si les choses se passaient ainsi que le prétend M. Fonssagrives, l'administration de chlorures au lit du malade devrait avoir la même efficacité que les eaux de Balaruc. Or, qui le soutiendra ? et combien ne voit-on pas de malades ayant des myélites systématisés ou diffuses aller boire sur les lieux mêmes l'eau de Balaruc et revenir, je ne dis pas dans le même état, mais dans une situation plus déplorable qu'avant leur départ ? L'Observation VI, empruntée au Mémoire de M. Brousse, en est une preuve éclatante. L'opinion de M. Fonssagrives peut être exacte, mais il nous semble qu'avant d'être définitivement acceptée dans la science, elle doit être corroborée par de nouvelles preuves.

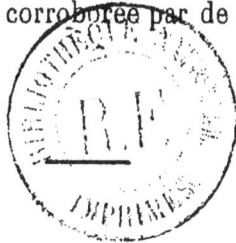

CHAPITRE III.

**Marche générale des affections organiques cérébro-spinales.
Caractère dominant.**

Les lésions organiques du système cérébro-spinal se manifestent par des troubles variés. Ce sont des paralysies quelquefois fugaces, mais le plus ordinairement permanentes ; des troubles de la sensibilité générale ou spéciale, et enfin des contractures possibles. Tout cet appareil phénoménal n'est que symptomatique. Derrière se trouve la lésion tenant toutes ces manifestations sous sa dépendance. Et il y a une corrélation exacte entre celles-ci et celle-là. En la supprimant, on rendrait au système nerveux toutes ses fonctions. Nous ne nous demanderons pas actuellement si cette conception est réalisable. Nous voulons simplement faire ressortir l'importance de la lésion et motiver l'étude que nous allons en faire.

Les malades atteints de lésions organiques du système nerveux peuvent être très logiquement divisés en cérébraux et médullaires. Chez les premiers l'encéphale, chez les seconds la moelle se trouve frappée.

A l'hémorrhagie et au ramollissement appartiennent la majeure partie des lésions cérébrales. Les diverses tumeurs revendiquent bien quelques-uns de ces cas, mais c'est plus rare, et elles aboutissent d'ailleurs aux mêmes effets par des processus analogues.

L'hémorrhagie est très souvent précédée de phénomènes congestifs vers l'encéphale. La face est rouge, animée ; les yeux brillants ; les carotides battent avec violence. Ces prodromes sont très utiles à connaître ; ils décèlent l'imminence de l'hémorrhagie et contre indiquent les moyens qui pourraient augmenter l'éréthisme circulatoire.

Mais une fois l'hémorrhagie produite et les phénomènes apoplectiques qui en sont la conséquence ordinaire dissipés, qu'advient-il du fait de la lésion cérébrale ? Au sein des hémisphères, dans un point variable de la zone motrice, quelquefois ailleurs, s'est fait un épanchement sanguin. La substance cérébrale a été déchirée et dans la plaie se trouve un caillot. Une partie des régions psycho-motrices est détruite ou séparée des conducteurs du mouvement. De là, l'hémiplégie. Mais que se passe-t-il du côté de la plaie encéphalique ? La dilacération cérébrale et le caillot, véritable corps étranger, font office d'irritants. Une fluxion active s'établit vers ce point. Les vaisseaux cérébraux sont gorgés de sang ; la circulation y est plus active, et bientôt de l'encéphalite se développe autour du foyer, aboutissant à la cicatrisation de la plaie avec résorption ou enkystement du caillot. Ce mouvement fluxionnaire ne demeure pas limité en un point, mais s'étend ordinairement à tout l'hémisphère et même à l'encéphale en entier.

Le ramollissement aboutit aux mêmes effets, mais par une marche absolument opposée.

Embolie ou thrombose produisent une ischémie localisée avec fluxion collatérale, nécrobiose, encéphalite réparatrice, le tout s'accompagnant du même retentissement fluxionnaire que dans l'hémorrhagie. Et cet état dure pendant trois ou quatre semaines, se prolongeant, à des degrés plus ou moins atténués, il est vrai, pendant les trois ou quatre mois qui suivent l'accident. Pendant tout ce temps il y a éréthisme circulatoire et imminence d'hémorrhagies. Combien alors devra être prudente et circonspecte la Thérapeutique ! L'indication capitale est de modérer le mouvement fluxionnaire et de le dériver en le portant ailleurs.

Mais cet état, eu égard à la longue durée ordinaire de la

maladie, est passager et disparaît rapidement, laissant à sa place une torpeur générale du cerveau. La cicatrisation est faite depuis longtemps, mais le mouvement ne reparaît pas dans les membres. Il y a distraction des tubes nerveux dans l'endroit lésé ; ceci est majeur, et nous l'admettons très volontiers ; mais il y a aussi paresse cérébrale. L'encéphale a perdu l'habitude de fonctionner : c'est là l'état chronique. A cette période, qui succède à la précédente et dure le plus souvent pendant toute la maladie, il faut secouer fortement, exciter. Tel est l'exposé rapide des phénomènes qui se passent du côté du cerveau.

Extérieurement se trouvent des symptômes paralytiques à forme hémiplégique et qui siègent ordinairement du côté opposé à la lésion. Quelquefois ils se dissipent graduellement ; le plus souvent ils ne font que s'atténuer, aboutissant à un état stationnaire qui peut s'améliorer, mais ne disparaît jamais et persiste jusqu'à la mort. Lorsque l'hémiplégie devient ancienne et qu'elle n'est pas traitée, d'autres phénomènes peuvent survenir ; ceux ci, d'un pronostic toujours très fâcheux. Ce sont les contractures liées à la sclérose descendante des cordons antéro-latéraux.

Dans ces sortes de paralysies, les muscles sont intacts ; l'appareil nerveux périphérique fonctionne. Les mouvements réflexes se produisent, avec exagération souvent, et l'électricité provoque des contractions énergiques et régulières. Ce qui manque, c'est l'influence cérébrale. Il y a quelque part une solution de continuité dans le système nerveux, et dès lors les muscles ne peuvent plus être actionnés volontairement. Mais il y a aussi manque d'habitude du mouvement, par suite de l'immobilité prolongée : c'est l'état chronique. Il faut exciter. L'hémiplégie n'est pas exclusivement le signe de toute lésion cérébrale. Celle-ci peut se manifester encore par de l'hémianesthésie. Dans quelques cas rares, il y a altération encéphalique constatée à l'autopsie, sans révélation symptomatique pendant la vie. Dans ces conditions, le fonctionnement régulier de l'existence n'étant pas troublé, il n'y a pas de maladie.

Dans les affections de la moelle, l'hémorrhagie est rare, le ramollissement scléreux domine. La lésion peut se diffuser à tous les éléments constituants de l'axe spinal, ou bien se localiser exclusivement à l'un ou à l'autre des divers faisceaux anatomiquement et physiologiquement distincts. Dans le premier cas, les myélites sont diffuses; dans le second, systématisées. Ces affections peuvent débuter d'emblée par la forme aiguë et aboutir rapidement à la mort. D'autres fois, la période d'acuité passée, tout rentre dans l'ordre; restent seulement des atrophies ou des paralysies musculaires comme signe indélébile de la maladie. Quelquefois, après un début aigu, l'affection passe à l'état chronique. Enfin la myélite peut commencer d'emblée par cette forme. Ce sont celles-ci surtout qui sont justiciables du traitement hydro-minéral; aussi allons-nous y insister un moment. Leur manifestation symptomatique est variable suivant les cas. Des troubles du mouvement ou de la sensibilité se manifesteront selon que l'altération aura pour siège les faisceaux antéro-latéraux ou les faisceaux postérieurs. Dans les myélites diffuses, tous ces symptômes se trouvent mêlés à des degrés très variables. Leur marche est essentiellement chronique et la pluprrt du temps envahissante. Elle est le reflet très fidèle du progrès de l'altération médullaire. Là se trouve un processus hyperplastique destructif, qui est un état inflammatoire, au sens anatomique du mot. Il y a suractivité nutritive, aboutissant à la formation exagérée de tissu scléreux. C'est un processus de mort éminemment actif. Il y a là aussi état fluxionnaire et congestif, mais fluxion et congestion chronique du système spinal. Dans ces cas-là, il faut exiter, dériver, révulser avec énergie.

Dans cette étude rapide des maladies organiques cérébro-spinales, nous nous sommes efforcé de mettre en relief leur carac-

tère dominant et leur marche envahissante. Ces maladies sont le
plus longtemps et le plus souvent chroniques; elles ne rétrogra-
dent jamais. On voit déjà l'utilité de cette notion par l'étude des
indications et contre-indications du traitement qui nous occupe.

Nous devons dire un mot de la curabilité possible des affections
organiques du système nerveux. Est-il raisonnable d'attendre la
guérison complète de ces maladies ? Peut-on espérer voir disparaître tous leurs symptômes, et la moelle ou le cerveau rendus à
leur intégrité primitive ? Eh bien ! non. Ce sont des maladies incurables et qui ne guériront jamais complètement et radicalement.
Le système nerveux a été mutilé par la lésion organique et il ne
lui est plus possible désormais de récupérer toutes ses fonctions
dans leur plénitude. Il suffit d'avoir vu et suivi de ces malades
pour se convaincre de la vérité de cette assertion. Mais ce qu'il
nous est possible de faire, c'est d'améliorer et d'atténuer leur
état dans des limites très souvent considérables. Ce but seul doit
être raisonnablement poursuivi par les efforts du médecin. Il
obtiendra ainsi des résultats très souvent étonnants.

Arrivé à ce point de notre travail, connaissant le mode d'action des eaux minérales et le caractère dominant des maladies
organiques du système nerveux, il nous sera facile d'établir et de
discuter, avec connaissance de cause, les indications et contre-
indications du traitement hydro-minéral dans les maladies organiques du système cérébro-spinal.
Le chapitre suivant sera consacré à cette étude.

CHAPITRE IV.

Exposition et discussion des indications et contre-indications du traitement hydro-minéral dans les maladies organiques cérébrospinales.

Nous l'avons établi ailleurs, les affections organiques du système nerveux sont incurables, elles ne guérissent jamais absolument et complètement ; aussi le médecin ne devra-t-il jamais se promettre un pareil résultat de sa médication. Au début de ce chapitre, il est indispensable de formuler ce fait très nettement. Cela restreint singulièrement les limites de l'efficacité réelle du traitement hydro-minéral.

Les causes morbides qui tiennent la formation et le développement de l'altération nerveuse sous leur dépendance sont très nombreuses. Nous les constatons souvent ; d'autres fois elles échappent à nos investigations. La syphilis, le rhumatisme, la goutte, l'alcoolisme, provoquent la majeure partie de ces affections. Est-il utile de s'attaquer directement à ces causes ? L'avantage théorique est incontestable. On pourrait ainsi peut-être enrayer les progrès de la maladie. Mais, lorsque nous intervenons, le mal est déjà fait, la lésion nerveuse existe, elle a une individualité propre. Dès ce moment, la cause n'est que très secondaire. Ajoutez à ces considérations que bien souvent cette étiologie nous échappe, et l'on conviendra que, dans cette voie, nos moyens d'action sont bornés, hésitants et souvent inefficaces.

Que nous reste-t-il donc à faire et à quel élément doit s'adresser notre traitement ? Au symptôme. Nous ne pouvons faire et nous ne faisons que de la médication symptomatique. Les paralysies et autres divers troubles que nous savons être la manifestation des lésions nerveuses s'améliorent, s'atténuent dans de grandes limites, sans cependant disparaître jamais complètement. Ce court exposé précise très bien les limites et la valeur du traitement hydro-minéral, quel espoir doit être fondé sur lui et quels résultats l'on est en droit d'attendre.

Le traitement hydro-minéral appliqué aux affections organiques du système cérébro-spinal est surtout indiqué à la période de chronicité de ces maladies. Ce moyen, éminemment excitant, convient très bien à l'état torpide de ces affections. Le mouvement a disparu ; ce n'est que par une forte secousse imprimée à l'organisme qu'on pourra le réveiller en partie. Voilà l'indication dominante. A côté se trouve la contre-indication, aussi formelle, aussi entière. Elle se tire de l'état récent de la lésion et des caractères qui décèlent l'inflammation ou la fluxion vers un point du système cérébro-spinal. A ce moment, le traitement hydro-minéral doit être soigneusement écarté, car il aurait les résultats les plus funestes. L'aggravation des accidents déjà existants en serait la conséquence infaillible. Ces règles doivent être inflexibles et le médecin ne doit s'en écarter qu'à bon escient. C'est à la lumière de ces notions capitales que nous allons passer en revue les affections cérébro-spinales justiciables du traitement hydro-minéral.

Nous étudierons d'abord les maladies du cerveau, puis celles de la moelle.

§ I.

HÉMORRHAGIE ET RAMOLLISSEMENT.

Au début de ces affections, et lorsque la lésion est encore récente, nous avons vu que l'inflammation qui se fait autour du foyer entretenait dans l'hémisphère atteint un mouvement fluxionnaire intense, se généralisant quelquefois à tout le cerveau. A ce moment-là, la contre-indication est formelle : on ne doit pas en-

voyer ces malades aux stations thermales. C'est pour avoir mé-
connu ce précepte que les malades dont l'histoire est rapportée
dans nos Observations II et IV ont vu leur maladie s'aggraver
dès les premiers jours du traitement. La lésion était trop récente.
L'état fluxionnaire qui lui succède, existait encore et s'est trouvé
aggravé par l'excitation produite par les bains. Pendant combien
de temps dure cette contre indication ? A quel moment peut-on
administrer ce moyen aux malades ? C'est ordinairement cinq
ou six mois après l'attaque. Ce n'est qu'à partir de ce laps de
temps que l'état congestif a disparu, pour faire place à la période
chronique. Mais dès lors on doit en user largement, pendant
trois, quatre et même cinq saisons consécutives, jusqu'à ce que
l'on ait obtenu le maximum d'amélioration. Celui-ci s'obtient
quelquefois d'emblée ; on n'y arrive, dans d'autres cas, que lentement et graduellement, et même le progrès semble quelquefois
indéfini, ainsi que nous en offre un exemple un pensionnaire de
l'Hôpital-Général. Ce malade, atteint de myélite chronique, est
allé dix-sept fois à Balaruc et en a retiré chaque fois un bénéfice
réel.

Une fois aux thermes, l'administration de l'eau ne doit pas
être aveugle. Nous avons vu que ce traitement, où domine l'excitation, peut réaliser, au gré du médecin, des médications très
diverses. Ainsi, l'on peut purger, dériver ou révulser. Chacun
de ces sous-moyens servira à remplir quelques indications secon-
daires. Il faut se méfier, chez les cérébraux récents ou anciens,
de la facilité avec laquelle l'extrémité céphalique devient le siège
de fluxions dangereuses. Elles sont surtout à craindre dans un
établissement thermal, où le malade rencontre à chaque instant,
on peut le dire, des causes d'excitation. Dans ces conditions,
l'eau en boisson et les bains de pieds auront le meilleur effet en
détournant le mouvement fluxionnaire vers les parties inférieures
du corps. On modérera par contre-coup l'état subinflammatoire
qui existe encore peu ou prou du côté du cerveau. Les variations

3

de température ont aussi leur importance, suivant le degré d'excitation cherché. Le médecin traitant doit d'ailleurs suivre de
très près l'état du malade et modifier le traitement suivant les
indications qui peuvent surgir. Nous avons montré la marche à
suivre, nous n'insisterons pas.

Le tableau suivant, emprunté à M. le Dr Planche, outre qu'il
fait voir l'espoir que l'on peut fonder sur le traitement aux diverses époques de la maladie, indique bien le moment où les
malades doivent être envoyés aux bains.

550 malades, atteints de paralysie, suite de lésion cérébrale,
ont été divisés de la manière suivante :

Paralysies datant de 6 mois....................... 100
 — — de 1 à 2 ans.................... 310
 — — de 2 à 4 ans 120
 — — de 4 ans et au-dessus............ 20

L'amélioration a été plus ou moins notable après une saison :

Chez 60 malades de la 1re catégorie.
 — 195 — — 2 —
 — 58 — — 3 —
 — 0 — — 4 —

De cette statistique, il résulte très clairement que les meilleurs
résultats ont été obtenus chez les malades dont la lésion ne datait que de six mois ou un an. C'est d'ailleurs la conclusion à
laquelle nous nous étions nous-même arrêté. Après six mois, les
bains seront utiles ; on peut retarder cependant jusqu'à un an
si les phénomènes paralytiques ont été très intenses. Dans ces
conditions, le mouvement fluxionnaire, qui fait contre-indication,
a été plus accentué et se prolonge davantage. On le voit, ce sont
toujours les mêmes principes généraux, sur lesquels nous avons
précédemment insisté, qui commandent les indications.

Après deux, trois et quatre ans, les résultats seront à peu près
nuls. A ces époques, les altérations sont trop profondes et la dé-

pression des forces trop considérable pour que les eaux puissent avoir une efficacité quelconque. Ce que nous venons de dire nous permet de comprendre pourquoi les paralysies accompagnées de vieilles contractures ne sont pas modifiées. Ce sont des lésions trop anciennes. Mais lorsque cette complication menace de survenir, qu'il y a des crampes, des contractions toniques passagères, le traitement balnéaire a les meilleurs effets. Il fait disparaître ces phénomènes précurseurs de la sclérose descendante. C'est ce qui a eu lieu pour le malade de notre Obs. II.

§ II.

MYÉLITES DIFFUSES.

Ces maladies sont souvent mortelles et s'accompagnent alors de phénomènes d'acuité. Elles ont, dans ces cas, une marche envahissante. D'autres fois, débutant d'emblée par l'état chronique ou y aboutissant, elles demeurent le plus souvent localisées, limitées à la région lombaire, par exemple. A ce moment-là, les phénomènes douloureux, qui témoignent du travail destructif s'opérant du côté de la moelle, ont complétement cessé et la chronicité est parfaitement installée. C'est alors que le traitement balnéo-thérapique sera efficace. Il stimulera les membres paralysés, dérivera le mouvement fluxionnaire qui se fait vers la lésion, pourra ainsi la limiter et, peut-être même, l'atténuer considérablement.

MYÉLITES SYSTÉMATISÉES.

Dans cette catégorie de maladies, l'affection se limite à l'une des parties constituantes de la moelle. Elle s'y cantonne strictement, n'empiétant que très rarement sur les parties voisines. Quelquefois l'affection est limitée à un point par la disparition subite de la cause morbide, qui ne laisse après elle que les effets résultant du délabrement spinal. C'est ce qui se passe dans la paralysie atrophique de l'enfance. Et si l'on voit certains muscles s'atrophier, c'est faute d'influx nerveux dont la source a été tarie. A ce moment-là, plus d'inflammation du côté de la moelle ; aussi plus de crainte de l'augmenter par le traitement hydro-minéral : on doit l'appliquer énergiquement.

Mais, dans ce même groupe de myélites, il en est certaines dont la marche est envahissante. Débutant ordinairement par la portion lombaire, on les voit s'étendre successivement aux autres, si la mort ne survient pas dans l'intervalle. Dans ce cas, l'inflammation n'a jamais cessé; elle chemine lentement, mais elle existe, et on la voit révéler son existence par des phénomènes moteurs ou sensitifs. Que signifient en effet ces crises presque quotidiennes de douleurs qui surviennent chez certains ataxiques, pendant quelquefois sept ou huit ans, si ce n'est qu'au niveau des zones radiculaires postérieures se fait un travail scléreux destructif lent, mais permanent ? Cet état nous explique l'échec du traitement hydro-minéral dans l'ataxie locomotrice en particulier. On a dit que, chez les malades de cette espèce, les bains thermaux étaient contre-indiqués par la douleur. C'est l'opinion soutenue dans le Mémoire de M. Brousse. C'est exact: on doit éviter ce traitement chez les tabétiques, qui présentent fréquemment ce symptôme. Mais pourquoi ? Parce qu'il existe sur la moelle un état inflammatoire intense dont les douleurs ne sont que la traduction extérieure. On le voit, nous revenons à notre principe fondamental : absence de tout état inflammatoire.

On a dit aussi, et M. le Dr Planche est de cet avis, que le tempérament nerveux exagéré contre-indiquait dans ces maladies d'une manière très formelle le traitement hydro-minéral. Mais d'où vient, la plupart du temps, cette excitabilité excessive ? N'est-elle pas le retentissement et la manifestation des phénomènes douloureux ? Ce que nous disons de cette forme d'ataxie est applicable, de tous points, à la sclérose des cordons antérieurs, au tabes dorsal spasmodique. Lorsque l'affection aura une marche rapidement croissante, que les signes révélateurs en seront très accentués, on devra s'abstenir du traitement thermal, sous peine de voir s'aggraver la maladie.

Mais il est des cas, dans ces myélites, où l'on retirera les meil. leurs effets de ces moyens Lorsque la marche sera lente, que l'aggravation des symptômes subira un moment d'arrêt, qu'il n'y aura plus de douleurs, l'emploi des bains aura le meilleur effet. On peut s'en convaincre en lisant notre Obs. v. L'ataxie, au début, était stationnaire, peu ou pas de douleurs ; aussi le traitement employé en 1880 produisit une amélioration telle qu'elle persiste encore aujourd'hui. Quelle différence dans l'Obs. vi ! Ici l'aggra· vation a été manifeste, mais aussi la maladie avait une marche rapide, les douleurs étaient intenses et le tempérament nerveux exagéré.

₰ III.

En dehors des maladies nerveuses et des considérations tirées de l'état de la lésion, on peut trouver au traitement hydro-minéral certaines contre-indications formelles dans l'existence de quelques affections organiques. Telles sont les cardiopathies et la phtisie pulmonaire. Nous n'en dirons que quelques mots.

Maladies du coeur. — Ce sont surtout les lésions organiques qui sont ici en cause : les diverses dégénérescences et les hypertrophies. On voit les malheureux effets qui résulteraient de l'emploi de ces eaux excitantes pour des malades chez lesquels on doit surtout rechercher la sédation et la régularité du mouvement circulatoire. Cette contre-indication doit être, dans bien des cas, formelle. C'est au médecin de voir s'il peut passer outre. Il ne doit, dans tous les cas, le faire que d'après des considérations motivées.

Phtisie pulmonaire.—Dans cette maladie, la contre-indication doit être inflexible. A aucune des périodes de cette affection, on ne devra employer ce traitement : il aurait pour effet invariable de faire éclore les symptômes chez les individus prédisposés, et de les aggraver chez ceux qui en sont porteurs.

Nous n'insistons pas davantage. Il était de notre devoir de montrer qu'en dehors de l'affection neuveuse elle même il pouvait exister des contre-indications qu'il ne faut pas outre-passer. C'est ce que nous avons fait.

§ IV.

Il n'est pas indifférent d'envoyer les malades atteints d'affections organiques du système nerveux à l'une ou l'autre des stations thermales que nous avons précédemment énumérées. Chacune d'elles peut être l'objet d'une application plus opportune, suivant les cas. Les eaux chlorurées sodiques sont très énergiques. Elles sont de beaucoup les plus employées, et leur efficacité est très considérable. Ainsi Balaruc, Bourbon-l'Archambault, Wiesbaden, trouveront surtout leur application dans les lésions très intenses et de vieille date. Si l'on craint une excitation trop grande, on aura recours à Néris, Luxeuil, Bourbon-Lancy, Lamalou, etc., et aux eaux sulfureuses. Celles-ci pourront être l'objet d'une indication spéciale pour les vieux catarrheux et les jeunes sujets à constitution strumeuse.

On le voit, le choix est varié ; le médecin doit le faire consciencieusement et ne pas céder à des considérations de plaisir ou d'agrément.

CHAPITRE V.

PREMIÈRE OBSERVATION (personnelle).

Hémiplégie gauche. — Trois saisons à Balaruc. — Amélioration.

V..., pensionnaire à l'Hôpital-Général, âgé de 59 ans, travailleur de terre; marié. Pas de renseignements sur la manière dont sont morts ses ascendants et ses frères. Ils n'auraient pas eu d'attaques.

N'a jamais été malade. A servi pendant quatorze ans en Algérie. Nie avoir fait des excès alcooliques.

A l'âge de 44 ans, il se réveille un matin paralysé du côté droit. Après quinze jours, tout avait disparu et il reprenait ses occupations.

Trois ans plus tard, c'est le côté gauche qui est frappé; à son réveil, il se trouve dans l'impossibilité de le mouvoir. Cette attaque fut précédée de prodromes, tels que lourdeur de tête, tendance invincible au sommeil. Le soir qui précède l'accident, il traîne la jambe qui doit se paralyser.

Huit mois après cette attaque, il est envoyé à Balaruc. Il présentait alors les symptômes suivants : La paralysie était complète à gauche ; la jambe ne pouvait plus le soutenir, la main laissait s'échapper les objets un peu lourds ; c'est à peine s'il pouvait écarter le bras du tronc. Langue déviée à droite, bredouillement marqué ; ni crampes ni contractures ; pas de troubles de la sensibilité. État général bon; pas d'excitabilité nerveuse exagérée.

A Balaruc, il prend :

Bains de piscine le matin à 35° environ.

Bains de pied à 40° le soir, et dans la journée trois ou quatre verres d'eau en boisson.

A son retour, on constate une amélioration considérable. Le bégaiement a disparu et le mouvement est revenu dans le côté paralysé, suffisamment pour que la marche soit possible avec une canne. Aujourd'hui encore, quatre ou cinq ans après cette cure thermale, les bons effets obtenus persistent.

Nul bénéfice de deux autres saisons. Toute l'amélioration possible a été obtenue du premier coup.

OBSERVATION II (personnelle).

Hémiplégie droite. — Première saison à Balaruc : insuccès. — Deuxième : amélioration notable.

A..., pensionnaire à l'Hôpital-Général. Agé de 61 ans, natif de l'Ariège, tailleur, monorchide et porteur d'un goître à droite, d'une constitution faible et d'un état intellectuel peu développé. Pas de maladies antérieures.

A commis de nombreux excès vénériens : masturbation et coït.

A 60 ans, il a une première attaque. Ce fut le 4 mars 1883. Elle succède à une émotion morale vive. Perte de connaissance complète. Les phénomènes apoplectiques disparaissent rapidement ; reste une hémiplégie droite.

Rentre à Saint-Éloi. Il est envoyé à Balaruc le 15 juin.

Dès le début du traitement, l'hémiplégie s'accroît malgré les précautions prises (il ne prenait que des bains de pieds). La cure est suspendue.

Est reçu à l'Hôpital-Général le 4 juillet. L'hémiplégie est considérable ; le bras plus atteint que la jambe. Le malade porte difficilement sa cuiller à la bouche. Cet état reste à peu près stationnaire jusqu'au mois de juin 1884. Cependant il ressent de temps à autre quelques crampes dans les mollets.

Le 5 juin il est envoyé une seconde fois à Balaruc, y reste dix jours.

Il prend le matin bain de piscine à 37°, le soir bain de pieds à 40°, et dans la journée trois verres d'eau.

Pendant ce court espace de temps, l'amélioration a été notable.

Le membre supérieur droit est devenu plus fort, les mouvements ont acquis plus d'amplitude. Disparition complète des crampes qui siégeaient au mollet.

OBSERVATION III (personnelle).

Hémiplégie gauche.— Saisons successives à Balaruc.—Amélioration à chaque fois.

Sylvain P..., pensionnaire à l'Hôpital-Général, âgé de 62 ans. Habitudes alcooliques. Athérome artériel. Pas de maladies antérieures. Veuf. Rien à noter du côté des ascendants.

Le 3 avril 1883, il est atteint de ramollissement probable, avec faiblesse des jambes, tremblement; hémiplégie gauche. Rentre à Saint-Éloi.

Quatre mois après son entrée, il est envoyé à Balaruc (septembre 1883). A ce moment, l'hémiplégie n'avait guère diminué. Le malade gardait le lit; la bouche était déviée, la parole incompréhensible. Il est porté aux bains sur une voiture. Il n'est traité que par les bains de pieds et l'eau en boisson.

A son retour, nous constatons un mieux-être considérable. Le malade peut se mouvoir spontanément; les traits sont moins déviés, la parole devient intelligible.

A quelque temps de là, nouvelle saison. On lui donne cette fois des bains entiers, bains de pieds et eau en boisson. Nouvelle amélioration. Le malade peut se promener sans trop de fatigue dans les jardins, avec une canne.

En juin 1884, troisième saison. On emploie le même traitement que précédemment. A son retour, le malade accuse, et nous constatons nous-même un mieux sensible. Il monte plus facilement les escaliers.

OBSERVATION IV.

(Recueillie en ville).

Paralysie du membre supérieur gauche. — Saison à Balaruc. Aggravation considérable dès le début du traitement.

Charles B..., ancien voyageur de commerce.

Cet homme, âgé de 60, ans est d'une constitution assez forte, d'un tempérament sanguin; a eu dans sa jeunesse la fièvre typhoïde et de nombreuses chaudepisses. Pas de syphilis. Habitudes alcooliques.

Athérome artériel. Son père a succombé à la suite d'une attaque d'apoplexie ; ses frères se portent bien.

Au mois de mars de l'année 1883, il se trouve un beau matin paralysé de tout le côté gauche. Il ne peut sauter du lit et est obligé d'appeler du secours. Après quelques jours, la jambe récupère ses fonctions, mais la paralysie persiste dans le bras. Il était lourd, et le malade le remuait difficilement.

Son médecin l'engage fort à aller à Balaruc à la prochaine saison. Il part le 15 mai et commence le traitement le 17 par les bains de pieds, bains entiers et eau en boisson. Le 18, en sortant du bain, une sorte de vertige le prend ; il est obligé de s'asseoir. C'est en voulant se lever qu'il constate que sa jambe gauche est paralysée.

Au mois d'août dernier, l'hémiplégie était encore complète et le malade ne quittait pas le fauteuil.

OBSERVATION V (personnelle).

Refroidissement. — Incoordination motrice des membres inférieurs. — Douleurs fulgurantes peu marquées. — Amélioration par les eaux de Balaruc.

Antoine B..., pensionnaire à l'Hôpital-Général depuis l'année 1880.

Âgé de 55 ans. Exerçait la profession de boulanger. Rien à

noter dans ses antécédents. A fait de nombreux excès. Pas de maladies vénériennes. Tempérament sanguin et constitution forte.

A la suite d'un refroidissement vers l'âge de 50 ans, il sentit tout à coup ses jambes s'affaiblir et la marche devenir difficile. La nuit surtout, les troubles locomoteurs s'accentuaient. A quelque temps de là, mais postérieurement, survinrent les douleurs fulgurantes rares et de peu d'acuité. Anesthésie plantaire.

Au bout de six mois, la maladie ayant fait de nouveaux progrès, il se décide à entrer à l'hôpital Saint-Éloi. Le diagnostic d'ataxie locomotrice est posé.

Le 15 août 1879, il est envoyé à Balaruc, où il reste vingt-sept jours et fait un traitement complet par les bains, les douches et l'eau en boisson. Il revient amélioré.

Il fait deux nouvelles saisons à Balaruc en 1880, qui produisent encore une grande amélioration. L'anesthésie plantaire disparaît, l'incoordination motrice est peu prononcée ; il marche bien sans canne. Le malade se vante d'être revenu à pied de la station thermale.

Aujourd'hui encore, après quatre ans, l'amélioration persiste.

OBSERVATION VI.

(Empruntée au Mémoire de M. BROUSSE).

Excès vénériens. — Incoordination motrice des quatre membres. — Douleurs fulgurantes. — Troubles oculaires. — Insuccès des eaux de Balaruc.

M..., 50 ans, ancien cordonnier, est pensionnaire de l'Hôpital-Général depuis quatre ans environ.

C'est un homme d'un tempérament lymphatique nerveux, ayant présenté des manifestations scrofuleuses dans son enfance. Nombreux excès vénériens. Le début de la maladie actuelle s'est opéré, il y a environ neuf ans, par l'apparition de douleurs fulgurantes, d'abord dans les membres supérieurs, puis dans les membres inférieurs.

Quant à l'incoordination motrice, ce n'est que plus tard et progressivement qu'elle a envahi les membres inférieurs et ensuite
les supérieurs.

ÉTAT ACTUEL. — *Motilité* : Il existe une ataxie manifeste des
mouvements dans les membres supérieurs. Même incoordination
du côté des membres inférieurs, qui sont projetés follement à
droite et à gauche.

Sensibilité générale : Sensibilité diminuée aux avant-bras et
aux jambes. Anesthésie plantaire complète.

Réflexe tendineux du genou aboli.

Il existe des crises fréquentes de douleurs térébrantes dans les
quatre membres; ces douleurs s'irradient dans le tronc et présentent leur maximum au niveau du creux épigastrique. Ces crises
douloureuses entravent le sommeil du malade, et, quand elles ont
pris fin, elles sont remplacées par des démangeaisons insuppor-
tables siégeant dans les mêmes parties.

Sensibilité spéciale : Mydriase de l'œil gauche, pas de diplopie.
Défaut de netteté dans la vision des deux yeux. Il voit les objets
entourés d'un nuage. Diminution bilatérale de l'ouïe.

Nutrition : Atrophie des muscles des deux mains. État athé-
romateux des artères. Pas de troubles de la défécation ni de la
miction. Intelligence assez nette.

En fait de traitement, on a employé sans succès la médication
habituelle (nitrate d'argent, iodure de potassium).

Deux saisons à Balaruc, en mai 1880 et 1881, n'ont pas donné
de meilleurs résultats. Même, depuis la dernière saison, le malade
est plus fatigué : les douleurs sont devenues continues et présentent pendant la nuit des exacerbations très pénibles. L'anesthésie
a fait des progrès, elle est devenue complète aux avant-bras et
aux mains, ainsi qu'aux jambes, de sorte qu'il ne peut tenir les

objets dans les mains et que la marche est devenue très pénible, sinon impossible.

Ce malade est encore dans les salles de l'Hôpital-Général. Sa maladie a fait des progrès immenses. Il est dans un état profond de marasme.

OBSERVATION VII.

(Empruntée au Mémoire de M. Brousse.)

Incoordination motrice des quatre membres. — Absence de douleurs fulgurantes.
Amélioration par les eaux de Balaruc.

Xavier F..., ancien serrurier et pensionnaire à l'Hôpital-Général (1876-1880), est un homme d'un tempérament sanguin et d'une complexion forte. Son père, très sujet aux vertiges et aux congestions cérébrales, est mort de pneumonie à 84 ans.

La mère, très nerveuse aussi, meurt à 72 ans, des suites d'une bronchite chronique.

Ses frères ou sœurs se portent bien.

Quant à lui, son histoire pathologique est variée. Il a un abcès à la hanche gauche, contracte les fièvres intermittentes à 15 ans, et est frappé à Paris de fièvre typhoïde.

Après plusieurs accidents vénériens de nature indéterminée, il contracte à 28 ans un chancre huntérien suivi bientôt de phénomènes syphilitiques généralisés.

Le traitement anti-affectionnel est prescrit, mais n'est pas suivi par le malade.

C'est dans cet état que, le 22 novembre 1859, il est pris de vertiges et sent ses jambes se dérober sous lui : il serait tombé si on ne l'avait soutenu. Il entre chez lui, se purge, et le lendemain tout rentre dans l'ordre.

Le 29 février 1860, il s'aperçoit qu'il a de la photophobie ; à son réveil, il se trouve aveugle. Au bout de deux mois, la vue revient ; il s'aperçoit alors que son intelligence est affaiblie, qu'il ne sent pas ses jambes, que les mouvements de ses bras ne sont pas coordonnés.

A partir de cette époque, les symptômes céphaliques jouent pendant dix ans un rôle prédominant. On lui applique des vésicatoires, des cautères volants le long de la colonne vertébrale, ce qui n'amène pas d'amélioration bien sensible.

Une saison à Lamalou-le-Centre supprime le ptosis, mais la suivante aggrave son état. A partir de ce moment, la marche devient à peu près impossible, l'incoordination motrice est à son maximum dans les membres inférieurs, mais elle est aussi étendue aux supérieurs. Les troubles céphaliques ont disparu ; l'intelligence et la vue sont redevenues parfaitement nettes.

En 1874, première saison à Balaruc, qui procure une amélioration notable. Aussi, depuis lors, a-t-il chaque année répété la cure thermale.

Sous l'influence de ce traitement, l'incoordination motrice des membres supérieurs a à peu près complètement disparu, celle des membres inférieurs s'est améliorée.

CHAPITRE VI.

Conclusions.

I.

Le traitement hydro-minéral n'est que symptomatique. La cause des affections organiques du système nerveux échappe à nos moyens d'action et y demeure rebelle.

II.

La chronicité de ces affections indique le traitement hydro-minéral. L'état récent de la lésion, avec caractère révélant la fluxion ou l'inflammation vers un point du système nerveux, le contre-indique au contraire très formellement. Ces deux règles doivent être inflexibles ; on ne doit s'en écarter que d'après des considérations motivées.

III.

Dans les paralysies d'origine cérébrale, on ne doit jamais employer le traitement au début de l'affection. Il faut attendre au moins six mois à dater de l'accident.

IV.

Le traitement hydro-minéral doit être employé dans les myé-lites diffuses, lorsque la lésion est localisée et la marche de la maladie stationnaire.

Dans les myélites systématisées, l'ataxie locomotrice par exemple, les phénomènes douloureux persistants, revenant par crises, et la marche envahissante de la lésion, contre-indiquent le trai-tement thermal.

Quand, au contraire, la maladie ne progresse pas, qu'elle reste circonscrite, que les phénomènes réactionnels sont nuls ou peu intenses, l'indication devient formelle. On ne doit pas hésiter.

V.

Les maladies organiques du cœur et la phtisie pulmonaire sont le plus souvent des contre-indications majeures.

VI.

Les eaux chlorurées sodiques et sulfureuses sont généralement employées dans les affections organiques du système nerveux. Mais leur choix ne doit pas être indifférent. Il doit être motivé par des considérations tirées de l'ancienneté de l'affection, de sa marche ou de la constitution de l'individu.

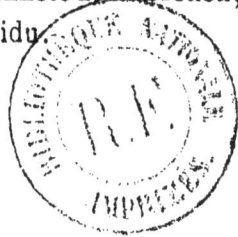

III

www.ingramcontent.com/pod-product-compliance
Lightning Source LLC
Chambersburg PA
CBHW071427200326
41520CB00014B/3597